Mercedes Cabellos Olivares

El consentimiento informado: mucho más que una simple firma

Mercedes Cabellos Olivares

El consentimiento informado: mucho más que una simple firma

El consentimiento informado

PUBLICIA

Cover image: www.ingimage.com

Publisher:
PUBLICIA
is a trademark of
International Book Market Service Ltd., member of OmniScriptum Publishing Group
17 Meldrum Street, Beau Bassin 71504, Mauritius

Printed at: see last page
ISBN: 978-620-2-43212-2

El consentimiento informado: mucho más que una firma

AUTOR: MERCEDES CABELLOS OLIVARES

A mi familia, Gabi, Dani, Isabel y Ana.

ÍNDICE

ÍNDICE

Página

I. INTRODUCCIÓN 5

II. LOS PRINCIPIOS DE LA BIOÉTICA 12

III. MARCOS ÉTICO Y NORMATIVO 16

- ***III.I. Reseña histórica. Cambio en el modelo ético de comportamiento en la relación médico-paciente*** *17*
- ***III.II. Marco normativo de la teoría del consentimiento informado en España*** *20*
- ***III.III. Los contenidos mínimos del consentimiento informado*** 24

IV. ACLARACIONES RESPECTO AL CONSENTIMIENTO INFORMADO EN LA PRÁCTICA CLÍNICA 36

V. CONCLUSIONES 48

VI. BIBLIOGRAFÍA 53

VII. ABREVIATURAS

- CI: Consentimiento informado.
- LGS: Ley General de Sanidad de 1986.
- LRAP: Ley 41/2002 de 14 de noviembre, básica reguladora de la autonomía del paciente y de derechos y obligaciones en materia de información y documentación clínica.
- BOE: Boletín Oficial del Estado.
- Art: Artículo.
- Núm: número.

INTRODUCCIÓN

I. INTRODUCCIÓN

"El Consentimiento Informado es la conformidad libre, voluntaria y consciente de un paciente manifestada en el pleno uso de sus facultades después de recibir la información adecuada, para que tenga lugar una actuación que afecta a su salud"[1]

El consentimiento informado (CI) nos plantea un reto ético de primer orden a los profesionales de la salud. Con frecuencia los médicos y enfermeras tenemos dificultades para asumirlo porque nuestra formación académica y la práctica clínica han estado influidas, hasta hace bien poco, por los principios y modos del "*paternalismo y maternalismo*" tradicionales, que más adelante comentaremos (1). Esto presenta un aspecto positivo, y es que genera que estemos seriamente preocupados por procurar a nuestros pacientes el mayor bienestar posible, mediante la realización de una práctica de alta calidad científico-técnica. Pero en ocasiones, resulta difícil aceptar que hoy esto deba acompañarse de la renuncia al monopolio del poder de decisión, para compartirlo con el paciente (2). Muchos profesionales, sobre todo los más mayores (3), catalogan el CI como una nueva «verdad» que desautoriza moralmente su práctica habitual y generan un rechazo comprensible hacia el CI y sólo lo valoran dentro de una medicina defensiva, debido al aumento de denuncias[2] por no haberlo cumplimentado (4-6).

Muchas veces nos dedicamos, sin darnos cuenta, a decidir por el paciente y a entregarle el CI como una simple hoja para firmar (en ocasiones sin darle tiempo ni a leerla), sin saber si realmente ha entendido lo que se le va a hacer. La medicina defensiva cada vez está más presente en nuestra mentalidad, y aunque sabemos que el CI es principalmente verbal, salvo excepciones, nos dedicamos siempre a entregar la hoja para conseguir la firma a toda costa, que muchas veces ni nosotros mismos hemos leído previamente, por si hay denuncias. No obstante, no cabe duda que el CI favorece un nuevo modelo de relación clínica que enfatiza la autonomía del paciente como expresión de una forma de entender la asistencia sanitaria en la que dicha responsabilidad

[1] Véase Art 3 y 8 de Ley 41/2002 LRAP
[2] Véanse ejemplos de sentencias en artículo de la referencia bibliográfica número 6, p 95-97 y p. 99.

debe ser compartida por el médico y el paciente. Esto no significa que tenga que existir un equilibrio entre las opiniones del médico y los deseos del paciente, sino que debe ser el resultado final de un proceso en el que el médico aporta sus conocimientos en una información que beneficie la salud de un paciente para que éste pueda tomar una decisión sobre su cuerpo basado en el principio de autonomía (5).

Una segunda cuestión que hay que tener en cuenta son los miedos u objeciones concretas que el CI suscita entre los profesionales. Un miedo muy frecuente es la posibilidad de que la información genere en los pacientes una ansiedad innecesaria, aunque los estudios realizados ponen de manifiesto precisamente lo contrario, que cuando los pacientes reciben una información adecuada sobre las intervenciones a las que van a someterse, la ansiedad no aumenta, sino que disminuye (4,7-10). Y es que el punto crucial estriba no en el *qué* decir, sino en el *cómo* (11). Posiblemente el temor de muchos profesionales a generar ansiedad con la información nace más bien, de su propia inseguridad ante la forma adecuada de manejar la comunicación (12).

Otro miedo frecuente es que la información aumente el rechazo por los pacientes hacia intervenciones que los médicos consideran necesarias. Por eso habrá que subrayar que lo que sea bueno para un paciente es él mismo quien debe delimitarlo, con la ayuda del profesional. El CI no exige que el profesional se coloque en una posición pasiva para evitar «interferir» en la libertad del paciente que debe decidir. Antes al contrario, demanda del profesional que no abandone a su paciente y se implique a fondo junto con él en el proceso de toma de decisiones. Es cierto que en este proceso abierto el paciente puede estimar como mejores opciones aquellas que el profesional considera peores, pero hay que respetarlo (4).

Otra objeción frecuente de los profesionales es que el CI se basa en una premisa falsa: los pacientes ni quieren información ni quieren participación, lo que buscan es alguien que tome decisiones por ellos. Esto no es cierto, principalmente, en el caso de los jóvenes. Puede ser perfectamente legítimo que una persona rechace el contenido de la información y pida al profesional que decida por él, pues ello es un acto de autonomía moral, siempre y cuando previamente se le haya ofrecido explícita y activamente la conveniencia de recibir esa información y de decidir conjuntamente (4).

Otro problema fundamental que plantea el CI es el tiempo que consume en las consultas, que ya están de por sí sobresaturadas, lo que hace difícil disponer del tiempo ideal para realizar una atención de máxima calidad. Para ello, los profesionales debemos asumir la nueva cultura asistencial que comporta el CI y optimizar la gestión de nuestro tiempo para poder incorporar el CI como dimensión básica de nuestro ejercicio profesional. Pero también debería suponer un esfuerzo por parte de los gestores, porque realizar procesos de CI consume tiempo; tiempo que tiene un precio que debe tomarse en consideración a la hora de programar y medir la actividad asistencial y de gestionar recursos (5).

Como ya hemos visto a lo largo de la introducción, un cuidado de calidad en sanidad supone respetar los valores del paciente sobre los cuidados de salud, además de reconocer al paciente como un ser autónomo capaz de dirigir los cuidados y técnicas diagnósticas que se ejercen sobre él (13-14). Obtener la firma del paciente puede suponer un requisito mínimo legal, pero no es un requisito ético. El requisito mínimo ético en nuestra relación con los pacientes es el de respetar su autonomía como persona (15). El CI no va a suponer una dispensa de culpa y no servirá para eludir nuestra responsabilidad profesional. Existen algunos profesionales sanitarios que han interpretado el CI como un instrumento de protección ante posibles demandas por parte del paciente para protegerse ante una consecuencia no deseada, alegando para su defensa que ya previno al paciente de esta consecuencia. En mi opinión, esta manera de entender el CI va en contra de los intereses del paciente, porque le ofrece una información distorsionada, llevándole a tomar una decisión contraria a sus propios intereses, bien rechazando la intervención o aumentando innecesariamente su ansiedad (14, 16, 17).

Yo soy anestesista y me enfrento diariamente a muchas situaciones en las que mis compañeros y yo dudamos de la obligatoriedad de exigir o no el CI, por falta de tiempo, ganas... Muchas veces lo pedimos en la misma puerta del quirófano, casi sin hablar con el paciente, sólo indicándole donde debe firmar, y sin explicarle prácticamente nada por desgana o porque no tenemos tiempo. Trabajamos con un equipo multidisciplinar en el que se incluyen cirujanos, ginecólogos, urólogos, traumatólogos..., enfermería, auxiliares, celadores... y cada uno tiene su responsabilidad. Además, hay diferentes tipos de cirugía: urgentes, urgencias diferidas (no es preciso realizarlas en el mismo momento), programadas... Está claro que cada profesional debe obtener su propio consentimiento para una intervención, pero esto muchas veces no lo entienden los cirujanos, y nos hace enfrentarnos a ellos, sobre todo cuando para obtener un CI tenemos que retrasar una intervención, esperando a que venga un tutor legal o representante. Su pregunta es: "¿por qué si ya tengo yo un CI necesitas tú otro?". Cuando se trata de una cirugía urgente de riesgo vital para el enfermo, en el que prácticamente no podemos comunicarnos con él, está claro que estamos exentos de obtener el CI; si es posible, deberíamos obtenerlo de sus representantes. Pero hay muchos otros procedimientos urgentes, pero no de urgencia vital, en los que no está nada claro, y ha habido sentencias contradictorias que nos hacen dudar. Muchas veces hemos tenido que recurrir al juez de guardia para resolver dudas, por no conocer realmente el marco jurídico del CI. Mi impresión es que muchas veces, sin saber por qué, nos dedicamos a sacar esa "hoja" del CI al paciente para que nos firme. A veces ni nos planteamos que el paciente no hable castellano, y le damos a firmar una hoja en nuestro idioma, solo por tenerla, sin que haya entendido nada, "por si acaso nos denuncia" y eso no tiene valor. Es por ello que me plantee realizar este trabajo, pues la aplicación del CI en muchas ocasiones dista mucho de ser la adecuada, alterando gravemente uno de los derechos fundamentales de los pacientes. Muchos profesionales sanitarios desconocen lo que es un CI, las partes que lo integran, la ley que lo regula y la finalidad con que fue creado. Lo que queda claro, es que la puesta en práctica del CI ha supuesto un motivo de malestar en el sistema sanitario, en muchas ocasiones, reforzando una interpretación estrecha de las normas legales, limitándose en algunos casos a una información, con frecuencia no bien comprendida por el paciente, para que se pueda cumplir con la norma de firmar un documento. Los médicos no sólo deberíamos tener en cuenta el estado biológico del paciente, sino también los valores personales y los proyectos de vida dentro del arte de saber atender, cuidar y curar a nuestros enfermos (5, 18,19).

En el desarrollo de mi trabajo, primero realizaré una **reseña histórica**, donde se objetiva cómo hemos pasado de un modelo de relación sanitaria paternalista, a un modelo más autónomo, donde el paciente es el protagonista y es el que toma libre y voluntariamente las decisiones respecto a su salud. Posteriormente, encuadraremos el CI en su **marco ético y legal** (**Ley 41/2002, de 14 de noviembre, básica reguladora de la autonomía del paciente y de derechos y obligaciones en materia de información y documentación clínica)** (20) y expondremos cuál es el **contenido mínimo** que debe tener todo CI.

En el segundo epígrafe, desarrollaremos las principales **dudas y respuestas en clínica** con respecto al CI, para finalizar con las **conclusiones y la bibliografía**.

En cuanto a la **metodología**, se han consultado manuales, libros y revistas especializadas en bioética, anestesia, cirugía y derecho. Los trabajos se han obtenido de diferentes bases bibliográficas, principalmente PubMed y Google académico, utilizando como palabras claves: consentimiento informado, bioética y autonomía.

Los **objetivos** de mi trabajo son:

1. General: analizar el concepto de CI.
2. Específicos:
    - Conocer la historia, la regulación jurídica y ética del CI.
    - Conocer cuáles son las principales características del CI y analizar aspectos relacionados con la correcta aplicación del CI.
    - Resolver dudas que nos aparecen en el día a día en la práctica clínica.

II. LOS PRINCIPIOS DE LA BIOÉTICA

II. LOS PRINCIPIOS DE LA BIOÉTICA

En 1978, se redactó el **Informe Belmont**, uno de los primeros documentos escritos sobre bioética, en el cual se reconocía la necesidad del respeto a la opinión de las personas enfermas (autonomía), de la práctica profesional beneficente y de la justicia. Un año más tarde, Beauchamp y Childress con su libro "**Principles of biomedical ethics**" (21) introducían en la reflexión bioética los cuatro principios de la bioética (autonomía, beneficiencia, no maleficiencia y justicia), que han permitido desarrollar un nuevo marco en las relaciones clínicas (5). Son los siguientes:

- **Principio de la autonomía**: obligación de respetar los valores y opciones personales de cada individuo en aquellas decisiones básicas que le atañen. Presupone incluso el derecho a equivocarse al hacer una elección. Este principio constituye el fundamento para la regla del consentimiento libre e informado en el que se asume al paciente como una persona libre de decidir sobre su propio bien y que éste no le puede ser impuesto en contra de su voluntad por medio de la fuerza o aprovechándose de su ignorancia. Actualmente, sin embargo, no hay autoridad para hacer nada sin el CI del paciente (5,22).

- **Principio de beneficencia**: es la obligación de hacer el bien, como uno de los principios clásicos hipocráticos. En el clásico modelo paternalista, el profesional médico podía imponer su propia manera de hacer el bien sin contar con el consentimiento del paciente e incluso en contra de su voluntad. El actuar ético no postula solamente el respeto de la libertad del otro, sino que incluye el objetivo del bien. Este principio debe ser subordinado al de la autonomía. No se puede buscar hacer un bien a costa de hacer un daño. Por ejemplo, el experimentar en humanos por el 'bien de la humanidad'; no se puede hacer sin contar con el consentimiento de los sujetos, y menos sometiéndolos a riesgos o causando daño (5, 22).

- **Principio de no maleficencia**: consiste en el respeto de la integridad del ser humano y se hace cada vez más relevante ante los avances técnico-científicos. El principio de no maleficencia es un aspecto de la ética médica tradicional *primum non nocere*, pero lo relativiza y actualiza: el médico no está obligado a seguir la voluntad del paciente si la juzga contraria a su propia ética. Generalmente, coincide con la buena práctica médica que le exige al médico darle al paciente los mejores cuidados posibles. No obstante, la posición moral del médico se inspira también en conceptos filosóficos o religiosos que sus pacientes no comparten: si un médico estima contra su conciencia practicar un aborto o una inseminación artificial, este principio lo autoriza a oponer un rechazo a esta demanda (objeción de conciencia), pero tiene la obligación moral de referir al paciente a otro colega no objetor (5,22).

- **Principio de justicia**: consiste en el reparto equitativo de cargas y beneficios en el ámbito del bienestar vital, evitando la discriminación en el acceso a los recursos sanitarios. Este principio impone límites al de autonomía, ya que pretende que la autonomía de cada individuo no atente a la vida, libertad y demás derechos básicos de las otras personas. En este principio se entra en el campo de la filosofía social y política; se trata de regular la distribución o la asignación de los recursos limitados, insuficientes para la satisfacción de todas las necesidades y solicitudes. Estos problemas se plantean por ejemplo en las listas de espera para trasplantes de órganos o en la distribución de presupuestos para políticas de salud (5,22). En la aplicación de este principio, se pone pues de manifiesto su relación con la problemática existente en la distribución de recursos, ya que es fácil decir que debe haber "imparcialidad en la distribución", pero en la práctica, surge la duda de hasta dónde se debe llegar en los tratamientos que, a veces, exigen los pacientes (5).

En resumen, se puede decir, que en la práctica clínica el principio más imperativo es el de no-maleficiencia con el deber de no dañar, pudiéndose dar el caso de que en ciertas situaciones el médico no esté obligado a tratar a un enfermo pero siempre lo estará a no hacerle daño. La beneficiencia debe ser la que garantice que se tienen en cuenta los beneficios y los riesgos. La justicia asegura el trato por igual de las personas, y finalmente, la autonomía debe dar respuesta a una propuesta determinada con una decisión libre y voluntaria (5). El profesor D. Gracia considera que, a la hora de jerarquizarlos, los de no-maleficiencia y justicia son de un rango superior al considerarse obligatoriamente como "una Ética de mínimos" que debe ser respetada por la sociedad, con las correspondientes repercusiones jurídicas que puede conllevar el no cumplirlos (23-25). En segundo nivel, se sitúan los de autonomía y beneficiencia, aunque subordinados a los anteriores, en una estructura formal que sirva como fundamento para que se pueda realizar un proceso de diálogo en el que se pongan de manifiesto dos valores importantísimos para la relación médico-enfermo: conseguir el bienestar del enfermo y la autodeterminación, dando como resultado de la interacción entre ellos el modelo de relación en el que la autoridad para las acciones que implican a otro se base en el conocimiento y el consentimiento mutuo que debe existir entre los implicados (5).

III. MARCOS ÉTICO Y NORMATIVO

III.MARCOS ÉTICO Y NORMATIVO

III.I. Reseña histórica. Cambio en el modelo ético de comportamiento en la relación médico-paciente.

El modelo ético de comportamiento en el que se ha basado la relación médico-paciente ha sido el del *paternalismo* (en medicina) *y maternalismo* (en enfermería) (26). El principio moral que subyace en esta forma de relación es el de la *beneficencia paternalista*, que trata de procurar el mayor bien posible al paciente, tal como el médico entiende en qué consiste dicho bien como profesional cualificado que es. Este principio moral es el que gobernaba la ética de los médicos hipocráticos y el que, por herencia directa de éstos, ha configurado la concepción de la excelencia moral de los médicos hasta hace poco. En el breve tratado hipocrático titulado *Sobre la decencia*[3], se define que «el médico debe estar muy pendiente de sí mismo sin exhibir demasiado su persona ni dar a los profanos más explicaciones que las estrictamente necesarias». La obligación del médico era tratar de restablecer en el enfermo el orden natural perdido (la salud) y la del paciente colaborar con el médico en ello. Todo aquello que pudiera dificultar esta tarea, como la excesiva información, debería ser, por obligación ético-técnica, sistemáticamente evitado. Sólo sería justificable excepcionalmente cuando la comunicación de una cierta cantidad de información o la solicitud del CI para alguna actividad terapéutica fuera estrictamente imprescindible a fin de garantizar la eficacia de la medida y la colaboración del paciente, como en la cirugía. Sólo el médico era conocedor del «arte» (*tékhne*), y sólo él podía saber lo que había que hacer para restablecer la salud. Era impensable que el enfermo tuviera algo que decir al respecto, que sólo podía, y debía, obedecer a todo lo que el médico prescribiera (1, 4, 26, 27). Posteriormente, las sociedades occidentales fueron ganando el reconocimiento de «ciudadanos», individuos con derechos reconocidos y con potestad para decidir libremente cómo y por quién

[3] Véase: Tratados hipocráticos I. Madrid: Gredos, 1990, p.205

querían ser gobernados, y qué tipo de sociedad querían construir. Se fueron liberando de la concepción *paternalista* de las relaciones sociopolíticas, donde el gobernante ejercía su autoridad despóticamente sobre sus súbditos, y fueron avanzando hacia concepciones democráticas donde dichas relaciones estaban presididas por la idea del consentimiento libre e informado de los ciudadanos. El principio ético que daba soporte a estas nuevas ideas era el de ***autonomía***[4], que afirmaba la potestad moral de los individuos para decidir libremente cómo gobernar su propia vida en todos los aspectos mientras no interfiriera en el proyecto vital de sus semejantes. Poco a poco esta nueva concepción transformó radicalmente la clásica relación paternalista médico-paciente. La tradición democrática liberal del pueblo norteamericano, defensora a ultranza de los derechos individuales de los ciudadanos, fue la primera en reclamar esta transformación. Pero, dado que los médicos no parecían dispuestos a ceder en sus argumentos paternalistas, los ciudadanos se vieron obligados a utilizar la vía que las sociedades liberales habían puesto en marcha para defender los derechos legítimamente reconocidos: la judicial (4, 27). Así, en 1914, en la sentencia del caso *Schloendorff v. Society of New York Hospitals*, el juez Cardozo incluyó una frase que lo haría famoso y que ha sido repetida hasta la saciedad como el principal argumento ético-jurídico de lo que más tarde se conocerá como CI, y que no es más que el correlato jurídico del principio de autonomía: «*Todo ser humano de edad adulta y juicio sano tiene derecho a determinar lo que debe hacerse con su propio cuerpo, y un cirujano que realiza*

[4] El texto del principio de autonomía de John Stuart MilStuart (véase Mill J. Sobre la libertad. Madrid: Orbis, 1985, p. 32) moralista británico de finales del siglo XIX, es ilustrativo de esta nueva mentalidad: «*Ningún hombre puede, en buena lid, ser obligado a actuar o a abstenerse de hacerlo, porque de esa actuación o abstención haya de derivarse un bien para él, porque ello le ha de hacer más dichoso, o porque, en opinión de los demás, hacerlo sea prudente o justo. Éstas son buenas razones para discutir con él, para convencerle o para suplicarle, pero no para obligarle o causarle daño alguno si obra de modo diferente a nuestros deseos. Para que esta coacción fuese justificable, sería necesario que la conducta de este hombre tuviese por objeto el perjuicio de otro. Para aquello que no le atañe más que a él, su independencia es, de hecho, absoluta. Sobre sí mismo, sobre su cuerpo y su espíritu, el individuo es soberano*».

una intervención sin el consentimiento de su paciente comete una agresión por la que se le pueden reclamar legalmente daños» (28).

Tras la II Guerra Mundial, que deja como herencia el Código de Núremberg –primer esfuerzo decidido por introducir el CI en la investigación–, el inicio de la transformación tecnológica de la medicina en los años cincuenta, la explosión de los movimientos de reivindicación de los derechos civiles de los ciudadanos en los sesenta, de los pacientes en el ámbito de la salud, y el surgimiento de la bioética en la década de los setenta, comenzarán los profesionales de la medicina a aceptar que el modelo paternalista de relación sanitaria no podía mantenerse más(26,27). Actualmente, todas las grandes declaraciones sobre las obligaciones éticas de los profesionales sanitarios, médicos y enfermeras están ancladas en un nuevo modelo de relación sanitaria. Los pilares de este modelo son el **principio ético de autonomía y las actitudes deliberativas y de participación**[5] y tienen en la teoría del CI, entendida como proceso comunicativo, una de sus principales expresiones (29).

[5] El nuevo modelo de relación clínica enfatiza la autonomía del paciente como expresión de una forma de entender la asistencia sanitaria en la que dicha responsabilidad debe ser compartida. Esto no significa que tenga que existir un equilibrio entre las opiniones del médico y los deseos del paciente, sino que debe ser el resultado final de un proceso en el que el médico aporta sus conocimientos en una información que beneficie la salud de un paciente para que éste pueda tomar una decisión sobre su cuerpo basado en el principio de autonomía. Véase referencia bibliográfica 5, p 125.

III.II. Marco normativo de la teoría del consentimiento informado en España

Consagraba ya el Código Médico Deontológico en 1999[6] y sigue consagrando ahora el del 2011[7] (30), desde la perspectiva ético-deontológica, el derecho al CI, que es reconocido hoy como un Derecho Fundamental (5). La teoría del CI tiene hoy día en nuestro país un sustrato jurídico y deontológico muy sólido. Tanto es así que nuestro ordenamiento jurídico entiende que la obligación de informar a los pacientes y solicitarles el CI para realizar intervenciones sobre su cuerpo forma parte integrante de la *lex artis*. En nuestra **Constitución Española de 1978**, el CI tiene su asiento en el marco del derecho a la autonomía o autodeterminación personal y, De forma más concreta cuando de un tratamiento sanitario se trata, encuentra directamente su fundamento en la dignidad y libertad de la persona. En este sentido el Tribunal Constitucional tiene declarado que el derecho a la vida y a la integridad física y moral puede resultar afectado cuando se impone a una persona asistencia médica contra su voluntad[8]. La Constitución dispone además que la Ley establecerá los derechos y deberes de todos a propósito del derecho a la protección de la salud[9]. Y como resultado de esta norma se dictó la **Ley General de Sanidad de 1986 (LGS)**[10] (31), primera ley en sentido estricto de nuestra historia que regulaba los derechos y deberes de los usuarios (4, 5, 32).

El *Convenio para la protección de los derechos humanos y la dignidad del ser humano con respecto a las aplicaciones de la biología y la medicina*, denominado abreviadamente como **Convenio de Oviedo de 1997**[11] (33) dedica el Capítulo II íntegramente al CI[12]. A la luz de los artículos del Convenio deben interpretarse el resto de las muchas disposiciones legales que en

[6]Véanse Art. 9 y 10
[7] Véanse Art. 12-16.
[8] Sentencia 120/1990, de 27 de junio, que resolvió un caso de autorización de asistencia médica a reclusos en huelga de hambre. Véase referencia bibliográfica 32, p.5.
[9] Véase Art 43.2 de la Constitución.
[10] Véase Art 10.
[11] Véanse Art 5-10
[12] Convenio del Consejo de Europa para la protección de los derechos humanos y la dignidad del ser humano con respecto a las aplicaciones de la Biología y la Medicina; establecía la necesidad de reconocer los derechos de los pacientes, entre los que destacan el derecho a la información, el CI y la intimidad de la información relativa a la salud de las personas. Hecho en Oviedo el 4 de abril de 1997 (Instrumento de ratificación publicado en BOE núm. 251, 20 de octubre de 1999. Vigente en España desde 1 de Enero de 2002).

nuestro país regulan el CI en diferentes formas de actividad sanitaria. La primera de todas, la LGS (31), que en su artículo 10 introdujo la primera Carta de derechos y deberes de los Pacientes, y que en sus apartados 5 y 6 establece claramente el derecho a la información y el consentimiento. Por otra parte, hay que hacer notar que el **Real Decreto 63/1995, de 20 de enero, sobre ordenación de prestaciones sanitarias del Sistema Nacional de Salud**[13] (34), reconoce como servicio en materia de información y documentación, la información para la adecuada prestación del CI. Pero realmente el CI, se ha ido imponiendo muy lentamente hasta la promulgación de la **Ley 41/2002 de 14 de noviembre, básica reguladora de la autonomía del paciente y de derechos y obligaciones en materia de información y documentación clínica (LRAP)**[14] (20), que en su artículo 2 -Principios básicos- especifica muy bien que toda actuación en el ámbito de la sanidad requiere, con carácter general, el previo consentimiento de los pacientes, así como la obligación de los profesionales no sólo a la correcta prestación de sus técnicas, "sino al cumplimiento de los deberes de información y documentación clínica, y al respeto de las decisiones adoptadas libre y voluntariamente por el paciente". En su artículo 3 define al CI como la "conformidad libre, voluntaria, y consciente de un paciente, manifestada en pleno uso de sus facultades, después de recibir la información adecuada, para que tenga lugar una actuación que afecta a su salud" (4,32). En esta Ley fluyen principios netamente ético-deontológicos y dedica toda una serie de artículos a hablar del derecho a la información sanitaria[15] en sus aspectos ético-deontológicos (5).

---

[13] Véanse Art. 6 y Anexo I.5

[14] Publicada en el BOE núm. 274 de 15/11/2002 y que entró en vigor a los seis meses, el 16 de mayo de 2002.

[15] Véanse los siguientes artículos. "Artículo 4. Derecho a la información asistencial. 1. Los pacientes tienen derecho a conocer, con motivo de cualquier actuación en el ámbito de su salud, toda la información disponible sobre la misma, salvando los supuestos exceptuados por la Ley. Además, toda persona tiene derecho a que se respete su voluntad de no ser informada. La información, que como regla general se proporcionará verbalmente dejando constancia en la historia clínica, comprende, como mínimo, la finalidad y naturaleza de cada intervención, sus riesgos y sus consecuencias. 2. La información clínica forma parte de de todas las actuaciones asistenciales, será verdadera, se comunicará al paciente de forma comprensible y adecuada a sus necesidades y le ayudará a tomar decisiones de acuerdo con su propia y libre voluntad. 3. El médico responsable del paciente le garantiza el cumplimiento de su derecho a la información. Los profesionales que le atiendan durante el proceso asistencial o le apliquen una técnica o un procedimiento concreto también serán responsables de informarle. Artículo 5. Titular del derecho a la información asistencial. 1. El titular del derecho a la información es el paciente. También serán informadas las personas vinculadas a él, por razones familiares o de hecho, en la medida que el paciente lo permita

Hay que destacar, además, las aportaciones que en el introdujo la **Ley 16/2003, de 28 de mayo, de Cohesión y Calidad del Sistema Nacional de Salud.** Fueron apareciendo leyes autonómicas[16] para regular el CI, y en concreto, en **Castilla-la Mancha el Título II de la Ley 8/2000, de 30 de Noviembre, de Ordenación Sanitaria** reconoce a los ciudadanos como titulares de los derechos y deberes, incorporando con posterioridad al sistema sanitario de la Comunidad nuevos derechos a través de otras normas. Así, apareció la **Ley 5/2010 de 24 de junio, de Derechos y Deberes en materia de Salud en Castilla-La Mancha** (35), que persigue sistematizar contenidos y profundizar en el desarrollo de los derechos y deberes de las personas en materia de salud, distinguiendo entre los pacientes y usuarios del sistema y los profesionales que prestan servicio en el mismo y estableciendo mecanismos que permitan a los ciudadanos adoptar un papel protagonista en el proceso de toma de decisiones relativas a la asistencia sanitaria (36).

Además de las disposiciones legales, para interpretar adecuadamente la obligación jurídica de los profesionales de la salud en esta materia, tienen gran relevancia las sentencias judiciales que han ido apareciendo. La jurisprudencia del Tribunal Supremo (TS) en los últimos años ha adquirido ya un volumen notable, tanto en lo civil –la más abundante–, como en lo penal y lo contencioso administrativo. También la Audiencia Nacional se ha pronunciado ya

de manera expresa o tácita. 2. El paciente será informado, incluso en caso de incapacidad, de modo adecuado a sus posibilidades de comprensión, cumpliendo con el deber de informar también a su representante legal. 3. Cuando el paciente, según el criterio del médico que le asiste, carezca de capacidad para entender la información a causa de su estado físico o psíquico, la información se pondrá en conocimiento de las personas vinculadas a él por razones familiares o de hecho. 4. El derecho a la información sanitaria de los pacientes puede limitarse por la existencia acreditada de un estado de necesidad terapéutica. Se entenderá por necesidad terapéutica la facultad del médico para actuar profesionalmente sin informar antes al paciente, cuando por razones objetivas el conocimiento de su propia situación pueda perjudicar su salud de manera grave. Llegado este caso, el médico dejará constancia razonada de las circunstancias en la historia clínica y comunicará su decisión a las personas vinculadas al paciente por razones familiares o de hecho. Artículo 6. Derecho a la información epidemiológica. Los ciudadanos tienen derecho a conocer los problemas sanitarios de la colectividad cuando impliquen un riesgo para la salud pública o para su salud individual, y el derecho a que esta información se difunda en términos verdaderos, comprensibles y adecuados para la protección de la salud, de acuerdo con lo establecido por la Ley."

[16] Véase Art. 11.3 de la *Ley 1/2003, de 28 de enero, de la Generalitat, de derechos e información al paciente de la Comunidad Valenciana*; art. 34 de la Ley 8/2003, de 8 de abril, de la Comunidad Autónoma de Castilla y León; y art. 49.9.f de la *Ley Foral 17/2010, de 8 de noviembre, de derechos y deberes de las personas en materia de salud en la Comunidad Foral de Navarra*. Véase referencia bibliográfica núm. 6, p. 98.

abundantemente al respecto, desde la entrada en vigor de la **Ley de Jurisdicción Contenciosa del 14 de diciembre de 1998**, que la constituye en exclusiva como la primera instancia en las reclamaciones por responsabilidad derivada de la asistencia en el Insalud (37).

Con todo ello, podemos concluir que la información sanitaria y el CI han entrado a formar parte en las relaciones sanitarias para consolidar una relación clínica en la que cada vez se tenga más en cuenta la voluntad del paciente para mejorar la calidad asistencial. Pero todo ello genera muchas dudas e interrogantes entre los profesionales, al trascender la reflexión ética a las normas legales, lo que está provocando que cada vez ejerzamos una medicina más defensiva (5).

No menos destacables que las normas jurídicas son las normas deontológicas. El **Código Médico Deontológico** actualmente vigente en España fue aprobado en la Asamblea de la OMC en Julio de **2011** (30). Las cuestiones relativas al CI se abordan en el capítulo III, denominado «Relaciones del médico con sus pacientes» (Art 12-16).

En resumen, la obligación de realizar un proceso adecuado de CI está sólidamente fundamentada ética, jurídica y deontológicamente en nuestro país. Los profesionales sanitarios y las organizaciones en las que están integrados deben, por tanto, velar activamente para que este derecho fundamental de los pacientes sea respetado, procurando así una atención con un nivel adecuado de excelencia moral

III.III Los contenidos mínimos del consentimiento informado

Queda recogido en artículo 12 del Capítulo III del Código de Deontología Médica de 2011 (30) que:

1. "El médico respetará el derecho del paciente, a decidir libremente, después de recibir la información adecuada, sobre las opciones clínicas disponibles. Es un deber del médico respetar el derecho del paciente a estar informado en todas y cada una de las fases del proceso asistencial. Como regla general, la información será suficiente y necesaria para que el paciente pueda tomar decisiones.

2. El médico respetará el rechazo del paciente, total o parcial, a una prueba diagnóstica o a un tratamiento. Deberá informarle de manera comprensible y precisa de las consecuencias que puedan derivarse de persistir en su negativa, dejando constancia de ello en la historia clínica.

3. Si el paciente exigiera del médico un procedimiento que éste, por razones científicas o éticas, juzgase inadecuado o inaceptable, el médico, tras informarle debidamente, quedará dispensado de actuar."

Esto mismo queda expuesto en la Ley 41/2002, LRAP[17] (20), siendo desde el punto de vista legal el CI el exponente fundamental del principio de autonomía. Dicha ley establece taxativamente la obligación de los profesionales de respetar las decisiones adoptadas libre y voluntariamente por el paciente[18]. Es obligado advertir que la complejidad médica puede presentar situaciones en las que el principio de autonomía no resulte relevante por sí solo, sino

[17] Véase Art 2.3. Su antecedente es el art 20.6 de la LGS, que reconocía el derecho a la libre elección entre las opciones que le presentara el responsable médico de su caso.
[18] Véase Art 2.6.

que tenga que ser objeto de ponderación junto con otros principios (4,5,26). Tales son los ejemplos de la experimentación terapéutica, la investigación con seres humanos y el auxilio a morir, donde hay normas que limitan nuestra capacidad de decisión[19] (38-40).

Los elementos que componen la teoría del CI son:

1. Voluntariedad

El consentimiento, informado o no, para un determinado procedimiento diagnóstico o terapéutico, que es emitido por un paciente que no actúa de forma voluntaria, no es aceptable ni desde el punto de vista ético ni desde el legal. La limitación de la libertad puede presentarse de tres formas posibles (26, 41, 42):

- Persuasión: el paciente es sometido a un procedimiento sin darle la oportunidad de que efectúe ningún tipo de elección.
- Coacción: el consentimiento del paciente sí se consigue, pero bajo coacción. Una decisión está tomada bajo coacción cuando la persona está amenazada por otra de forma explícita o implícita, con consecuencias no deseadas y evitables si accede a sus requerimientos. Esta coacción puede ser ejercida por el médico, la enfermera, un familiar con intereses propios, etc.[20].
- Manipulación: el médico presenta la información de tal manera que empuja al paciente a tomar una decisión determinada. Esta conducta, si es deliberada y basada en la distorsión sesgada y fraudulenta de la información, supone una anulación del requisito de voluntariedad.

[19] Podemos citar las condiciones que de forma adicional al consentimiento de la persona sujeta a la investigación se exigen para realizar ensayos clínicos, de acuerdo con el Real Decreto 561/1993. Así mismo, en el Art 16 del Convenio De Oviedo se prohíben los experimentos con personas, a menos que se den una serie de condiciones entre las que se encuentra el CI, pero no es lo único.

[20] Por ejemplo, la amenaza del «alta voluntaria» que se contempla en el artículo 10 de la LGS en caso de negativa al tratamiento.

Como excepción, existe la posibilidad de establecer tratamientos sanitarios obligatorios, aún sin contar con el CI de los pacientes, para proteger la salud pública o prevenir su pérdida o deterioro, siempre que se produzcan razones sanitarias de urgencia o necesidad[21] (5).

2. Información en cantidad suficiente

Para que un «consentimiento» se considere aceptable no sólo debe de ser «libre», sino también «informado», lo que quiere decir que tiene que ser emitido tras un proceso de evaluación de una determinada cantidad de información relativa a la decisión a tomar. El punto 5 del artículo 10 de la LGS (31) dice al respecto que el paciente tiene derecho «a que se le dé, en términos comprensibles, a él y a sus familiares o allegados, información completa y continuada, verbal y escrita sobre su proceso, incluyendo diagnóstico, pronóstico y alternativas de tratamiento». Los ámbitos que debería abarcar la información proporcionada, son[22] (26):

a) descripción del procedimiento propuesto, tanto de sus objetivos como de la manera en que se llevará a cabo[23].

b) Riesgos, molestias y efectos secundarios posibles[24].

c) Beneficios del procedimiento a corto, medio y largo plazo.

d) Posibles procedimientos alternativos con sus riesgos, molestias y efectos secundarios respectivos, y explicación de los criterios que han guiado al médico en su decisión de recomendar el elegido en lugar de estos[25].

---

[21] Art 1 y 2 de la Ley Orgánica 3/1986, 14 de abril, de medidas especiales en materia de Salud Pública. El art 2 dice lo siguiente: "Las autoridades sanitarias competentes podrán adoptar medidas de reconocimiento, tratamiento, hospitalización o control cuando se aprecien indicios racionales que permitan suponer la existencia de peligro para la salud de la población debido a la situación sanitaria concreta de una persona o grupo de personas o por las condiciones sanitarias en que se desarrolle una actividad".

[22] Véase Art 4.1 de la Ley 41/2002 LRAP.

[23] Véase Art 3 de la Ley 41/2002 LRAP. Resulta de interés la definición de "libre elección": "la facultad del paciente o usuario de optar, libre y voluntariamente, entre dos o más alternativas asistenciales, entre varios facultativos o entre centros asistenciales, en los términos y condiciones que establezcan los Servicios de Salud Competentes, en cada caso."

[24] Jean Michaud. Informe explicativo de Convenio relativo a los derechos humanos y la biomedicina. Publicado por Diario Médico, el 4 de abril de 1997.

[25] Véase Art 2.3 de la Ley 41/2002 LRAP.

e) Efectos previsibles de la no realización de ninguno de los procedimientos posibles.

f) Comunicación al paciente de la disposición del médico a ampliar toda la información si lo desea, y a resolver todas las dudas que tenga.

g) Comunicación al paciente de su libertad para reconsiderar en cualquier momento la decisión tomada[26].

h) Advertir de la posibilidad de utilizar los procedimientos de pronóstico, diagnóstico o terapéuticos aplicados en un proyecto docente o de investigación, que en ningún caso podrá suponer un riesgo adicional para su salud[27]. En todo caso será imprescindible la previa autorización por escrito del paciente y la aceptación por parte del médico y de la Dirección del correspondiente Centro Sanitario.

En general existe bastante acuerdo respecto a estos diferentes aspectos de la información. Sin embargo, existe un debate respecto a la información relativa a los posibles riesgos, molestias y efectos secundarios de los procedimientos diagnósticos y terapéuticos. Para intentar arrojar luz al respecto, se han establecido "tres criterios diferentes" (23, 26):

a) El criterio del médico razonable, de la práctica profesional o de la comunidad científica, que estipula que la cantidad de información que debe recibir un paciente determinado viene marcada por la que un «médico razonable» revelaría en las mismas circunstancias. Un «médico razonable» es el que actúa en consonancia con la práctica habitual de la comunidad científica a la que pertenece. El problema fundamental de este criterio es que tiene un inequívoco resabio paternalista. Por otra parte no existe garantía de que algo, por el mero hecho de ser aceptado por la comunidad científica, sea necesariamente ética o legalmente aceptable (26).

[26] Véase Art 5 del Convenio de Oviedo.
[27] Véanse Art 8.4 de la Ley 41/2002 LRAP y art 10.4 de la LGS

b) El criterio de la persona razonable. El razonamiento es el siguiente: si resulta que la persona apropiada para aceptar o rechazar un determinado procedimiento es el propio paciente, entonces la información que el médico tendrá que revelarle a éste vendrá determinada por lo que una hipotética «persona razonable» desearía conocer en las mismas circunstancias en que se encuentra el paciente, y no por lo que otro hipotético «médico razonable» consideraría adecuado revelar. La dificultad estriba obviamente en determinar qué se entiende por «persona razonable». Una forma de rodear el problema es decir que una «persona razonable» desearía conocer los «riesgos materiales». Un riesgo es «material» si es muy grave aunque sea muy poco frecuente, o si es muy frecuente aunque sea muy poco grave. Evidentemente, cuanto mayor sea la «materialidad» del riesgo mayor fuerza tendrá la suposición de que una «persona razonable» desearía conocerlo, y por tanto mayor es la obligación de comunicárselo al paciente.

c) El criterio subjetivo. Implica que si un médico tiene fuertes razones para creer que su paciente desearía conocer un determinado riesgo, aunque él personalmente no lo considere de importancia «material», tiene la obligación de comunicárselo. Este criterio ha sido mayoritariamente rechazado tanto desde el punto de vista legal como ético porque coloca a los médicos en una situación de desprotección evidente, y les obliga a someter a sus pacientes a la lectura de interminables listas de riesgos posibles, antes de obtener su consentimiento, para intentar protegerse (26).

Realmente, los médicos según nuestras creencias, forma de trabajar, actitudes… nos acogemos a uno u otro de estos criterios, teniendo el criterio subjetivo por desgracia, un gran peso en la actualidad, dado el amplio número de sentencias existentes en la actualidad al respecto[28]. La comunicación deberá, por tanto, ser individualizada y verdadera (el médico tiene la obligación de decir al paciente la verdad sin herir y debe responder a todas las preguntas razonables que le haga el paciente acerca de cómo podrá evolucionar su dolencia...), comprensible y adecuada a las necesidades del paciente, favoreciendo la comprensión del riesgo global del procedimiento que se le ofrece. El médico ayudará al paciente a tomar decisiones de acuerdo con su propia y libre voluntad (5, 26).

3. Competencia de los pacientes

Según la teoría del CI sólo los pacientes competentes tiene el derecho -ético y legal- de aceptar o rechazar un procedimiento propuesto, o sea, de otorgar o no el CI. A los pacientes incompetentes se les niega ese derecho y por tanto son otros los que toman las decisiones en su lugar. En nuestro país son los familiares o personas allegadas los que ejercen esta función[29]. La competencia podría definirse como la capacidad del paciente para comprender la situación a la que se enfrenta, los valores que están en juego y los cursos de acción posibles con las consecuencias previsibles de cada uno de ellos, para a continuación tomar, expresar y defender una decisión que sea coherente con su propia escala de valores (11, 26).

En los artículos 13 y 14, Capítulo III, del Código Deontológico de 2011 (30) queda reflejado[30]

- "Cuando el médico trate a pacientes incapacitados legalmente o que no estén en condiciones de comprender la información, decidir o dar un consentimiento válido,

[28] Véase ejemplos en artículo citado en referencia bibliográfica 35, p.97-97 y p.99.
[29] Véase punto 6, apartado b, del artículo 10 de la LGS.
[30] Véase Art 9.3 de la Ley 41/2002: "b) Se otorgará el consentimiento por representación en los siguientes supuestos: a) Cuando el paciente no sea capaz de tomar decisiones, a criterio del médico responsable de la asistencia, o su estado físico o psíquico no le permita hacerse cargo de la situación. Si el paciente carece de representante legal, el consentimiento lo prestarán las personas vinculadas a él por razones familiares o de hecho. b) Cuando el paciente esté incapacitado legalmente. c) Cuando el paciente menor de edad no sea capaz intelectual ni emocionalmente de comprender el alcance de la intervención. En este caso, el consentimiento lo dará el representante del menor después de haber escuchado su opinión si tiene doce años cumplidos. Cuando se trate de menores no incapaces ni incapacitados, pero emancipados o con dieciséis años cumplidos, no cabe prestar en consentimiento por representación. Sin embargo, en caso de actuación de grave riesgo, los padres serán informados y su opinión será tenida en cuenta para la toma de la decisión correspondiente".

deberá informar a su representante legal o a las personas vinculadas por razones familiares o de hecho.

- El médico deberá ser especialmente cuidadoso para que estos pacientes participen en el proceso asistencial en la medida que su capacidad se lo permita.
- El médico tomará las decisiones que considere adecuadas cuando se dé una situación de riesgo inmediato grave para la integridad física o psíquica del paciente y no sea posible conseguir su consentimiento.
- El médico debe fomentar y promover la atención integral a los problemas de salud mental, evitando estigmatizar al paciente psiquiátrico y la institucionalización permanente como medida terapéutica.
- Un mayor de 16 años se considera capacitado para tomar decisiones sobre actuaciones asistenciales ordinarias.
- La opinión del menor de 16 años será más o menos determinante según su edad y grado de madurez: esta valoración supone para el médico una responsabilidad ética.
- En los casos de actuaciones con grave riesgo para la salud del menor de 16 años, el médico tiene obligación de informar siempre a los padres y obtener su consentimiento. Entre 16 y 18 años los padres serán informados y su opinión será tenida en cuenta.
- Cuando los representantes legales tomen una decisión que, a criterio del médico, sea contraria a los intereses del representado, el médico solicitará la intervención judicial".

Por tanto, es exigible al médico un esfuerzo –en claro cumplimiento de la obligación de respeto al paciente y a sus convicciones- para que el acto informativo, con toda la delicadeza posible, llegue de la manera más adecuada al paciente.[31]

[31] La Ley 41/2002 LRAP, señala que el paciente será informado, incluso en caso de incapacidad, de modo adecuado a sus posibilidades de compresión, cumpliendo con el deber de informar también a su representante legal. Cuando el paciente, según el criterio médico que le asiste, carezca de capacidad para entender la información a causa de su estado físico o psíquico, la información se pondrá en conocimiento de las personas vinculadas a él por razones familiares o de hecho.

4. Información con calidad suficiente: el problema de la comprensibilidad

La cuestión es compleja, y en ella pueden considerarse dos aspectos diferentes. Existe una dificultad objetiva de la información transmitida por su tecnicismo, el uso de expresiones largas y enrevesadas, etc. Esta dificultad se origina en el médico, en cuanto emisor de esa información. Pero también existe una dificultad subjetiva, que radica en el paciente como receptor, en sus mayores o menores capacidades psicológicas para comprender lo que se le está diciendo[32] (11,26). Es fundamental que el personal sanitario desarrolle herramientas de comunicación adecuadas y realice cursos periódicos para su mejora (43).

En el artículo 15, Capítulo III, del Código Deontológico Médico de 2011 (30) queda reflejado:

- "El médico informará al paciente de forma comprensible, con veracidad, ponderación y prudencia. Cuando la información concluya datos de gravedad o mal pronóstico, se esforzará en transmitirla al paciente con delicadeza de manera que no perjudique al paciente.
- La información debe transmitirse directamente al paciente, a las personas por él designadas o a su representante legal. El médico respetará el derecho del paciente a no ser informado, quedando constancia de ello en la historia clínica".

5. Validez y autenticidad

El concepto de validez tiene mucho que ver con la intencionalidad de las acciones, la cual está muy condicionada por el estado anímico del sujeto. Por ejemplo, una decisión tomada durante un ataque de ira puede no ser válida aunque el sujeto la adopte voluntaria, informada y competentemente, porque seguramente no refleja de forma adecuada sus deseos. La autenticidad

[32] En el caso español, el artículo 10 de la LGS , en su punto 5, es bien claro al respecto cuando dice que el paciente tiene derecho a que se le proporcione información «en términos comprensibles», tanto verbal como escrita. El Convenio de Oviedo lo define como "información adecuada".

por su parte tiene que ver con las escalas de valores. Una decisión tomada por un sujeto voluntario, informado y competente pero que va en contra de la escala de valores que esta persona ha defendido a lo largo de toda su vida, puede no ser en realidad auténtica (4).

6. Un *proceso* continuo, dialogístico (hablado)[33], comunicativo, deliberativo y prudencial, que en ocasiones requiere apoyo escrito, y que tiene que ser registrado de manera adecuada. En este sentido, los profesionales sanitarios, deberían acostumbrarse a incluir en la historia clínica el reflejo de los acontecimientos que componen el proceso de información y consentimiento, igual que anotan el motivo de consulta, la exploración o el plan terapéutico o de cuidados[34]. Pensar que el CI es un momento aislado y puntual en la relación clínica, centrado en un formulario y preocupado sobre todo por obtener la firma del paciente, es equivocarse totalmente en el plano ético y legal (4). Lo que debe conseguirse es que la información que se le ofrezca al paciente se adapte a las necesidades personales de ese momento y de ese paciente, pudiendo ser distintas a lo largo del proceso clínico. Por esto, la información oral permite acomodarse a cada situación, que debe ser valorada dentro del juicio ético de cada profesional (5).

En el artículo 16 del Capítulo III del Código deontológico Médico de 2011 se recoge:

- "La información al paciente no es un acto burocrático, sino un acto clínico. Debe ser asumida directamente por el médico responsable del proceso asistencial, tras alcanzar un juicio clínico preciso.
- El consentimiento se expresa habitualmente de forma verbal, dejando constancia en la historia clínica. Cuando las medidas propuestas supongan para el paciente un riesgo significativo se obtendrá el consentimiento por escrito".

[33] Véase Art 8 de la Ley 41/2002.
[34] Véase Art 10 Ley 41/2002: "1. El facultativo proporcionará al paciente, antes de recabar su consentimiento escrito, la información básica siguiente: a) Las consecuencias relevantes o de importancia que la intervención origina con seguridad. b) Los riesgos relacionados con las circunstancias personales o profesionales del paciente. c) Los riesgos probables en condiciones normales, conforme a la experiencia y al estado de la ciencia o directamente relacionados con el tipo de intervención. d) Las contraindicaciones. 2. El médico responsable deberá ponderar en cada caso que cuanto más dudoso sea el resultado de una intervención más necesario resulta el previo consentimiento por escrito del paciente."

Según la ley 42/2002 LRAP (20), la información será por escrito en los siguientes casos[35]:

- Intervención quirúrgica.
- Procedimientos diagnósticos y terapéuticos invasores.
- Procedimientos que impliquen riesgos o inconvenientes de notoria y previsible repercusión negativa sobre la salud del paciente.

Se podrán además incorporar anejos y otros datos de carácter general[36] , así como utilizar los procedimientos en un proyecto docente o de investigación, aunque en cualquier momento puede revocar libremente por escrito su consentimiento.

7. Finalmente el paciente, tras el proceso de deliberación, toma una decisión, que es de aceptación o rechazo de la medida diagnóstica o terapéutica propuesta por el profesional, y que con frecuencia es el punto de partida de un nuevo proceso de toma de decisiones. Los sanitarios toleran mal las decisiones de rechazo de los pacientes, pero lo cierto es que, si esa decisión cumple todos los requisitos anteriormente señalados (excepto en los casos determinados en la ley), debe ser respetada. Debe quedar constancia de ello por escrito.[37] Tampoco la decisión de rechazo debe comportar el abandono del paciente, sino reiniciar el proceso de información y consentimiento para buscar la decisión más aceptable para ambos. Si la decisión adoptada por el paciente es en conciencia inaceptable para el médico, entonces éste tiene la obligación de dirigir al paciente a otro médico con el que pueda proseguir el proceso de atención, asegurando la no interrupción de la atención sanitaria[38] (4).

[35] Véase Art 8.2 y 8.3.

[36] Véase Art 8 de la Ley 41/2002. "4. Todo paciente o usuario tiene derecho a ser advertido sobre la posibilidad de utilizar los procedimientos de pronóstico, diagnóstico y terapéuticos que se le apliquen en un proyecto docente o de investigación, que en ningún caso podrá comportar riesgo adicional para su salud. 5. El paciente puede revocar libremente por escrito su consentimiento en cualquier momento."

[37] Véase Art 2.4 de la Ley41/2002 LRAP.

[38] Véase Artículo 12, Capítulo III del Código Médico Deontológico de 2011.

8. Las excepciones

Todo sistema de principios y normas éticos se acompaña siempre de una lista de excepciones. El peligro de las excepciones es el de llegar a erigirse ellas mismas en norma; para que resulten aceptables deben ser siempre rigurosamente justificadas (26). Las excepciones clásicas a la teoría del consentimiento, es decir, aquellas situaciones en las que se actúa sin cumplir necesariamente con sus exigencias son[39] (20):

1. Urgencia vital que requiere actuación profesional inmediata, sin que exista tiempo o posibilidad de comunicarse con el paciente.

2. Incapacidad del paciente, lo que obliga a que el proceso de consentimiento informado se realice con sus representantes.

3. Grave riesgo para la salud pública, a causa de razones sanitarias establecidas por la Ley, lo que puede incluso legitimar actuaciones sanitarias coactivas, aunque no corresponde al médico adoptarlas por su cuenta. En todo caso. Una vez adoptadas las medidas pertinentes, de conformidad con lo establecido en la ley orgánica 3/1986, se comunicarán a la autoridad judicial en el plazo máximo de 24 horas siempre que dispongan el internamiento obligatorio de personas.

4. Imperativo legal o judicial.

5. "El derecho a la información sanitaria de los pacientes puede limitarse por la existencia acreditada de un estado de necesidad terapéutica. Se entenderá por necesidad terapéutica la facultad del médico para actuar profesionalmente sin informar antes al paciente, cuando por razones objetivas el conocimiento de su propia situación pueda perjudicar su salud de manera grave. Llegado este caso, el médico dejará constancia razonada de las circunstancias en la historia clínica y comunicará su decisión a las personas vinculadas al paciente por razones familiares o de hecho"[40]

[39]Véase Artículo 9 de la ley 14/2001, LRAP.
[40] Véase Art 4.1 Ley 41/2002

Para finalizar, este epígrafe, hacemos un breve repaso a las *herramientas* de aplicación práctica que permiten realizar un proceso de CI. Son fundamentalmente tres (4, 26):

- *Técnicas de entrevista clínica, soporte emocional* y *relación de ayuda.*
- *Protocolos de evaluación de la capacidad*, que nos permiten establecer cuándo un paciente no está en condiciones de tomar decisiones y son, por tanto, otros los que deben hacerlo en su lugar.
- *Formularios escritos de consentimiento informado*[41], que sirven para apoyar el proceso oral –si son legibles y están bien diseñados, cosa no siempre frecuente, ni en el ámbito asistencial .ni en el investigador-, para registrarlo y monitorizarlo y, por último, para probar legalmente que se dio información y se obtuvo el consentimiento. No existen guías o disposiciones claras acerca de las intervenciones que necesariamente precisan el uso de estos documentos. Cuanto más invasiva es una intervención, más riesgos o molestias presenta o más dudosa resulta su efectividad o su indicación, más recomendado está el uso de formularios escritos.

[41] RECOMENDACIONES PARA ELABORAR UN CONSENTIMIENTO ESCRITO (véase ref. bibliográfica número 4 (p. 101) y 44 (p. 685, 686).

- Hacer un primer borrador del documento.
- Organizar los contenidos por epígrafes, porque ello ayuda a su lectura
- Escribir con frases cortas. No usar, en lo posible, frases compuestas, sobre todo con subordinadas. Usar el punto y aparte para separar frases; evitar el punto y coma
- Escribir con palabras sencillas
- Evitar en lo posible el uso de tecnicismos. Evitar expresiones probabilísticas numéricas.
- Si es posible, incluir dibujos.
- Propiciar una estructura iconográfica atractiva: utilizar varios tipos y tamaños de letra, cajas de texto, símbolos, sombreados, negritas, subrayados, columnas, etc, y si se puede, color. De esta manera el texto se vuelve visualmente más atractivo.
- En condiciones ideales, la parte informativa de un formulario no debería ocupar más de una carilla y media de folio y estar escrita con un tamaño de letra no menor del 12. La otra media carilla podría reservarse para la parte de declaraciones y firmas.
- Evaluar la legibilidad del texto.
- Una vez que tengamos el texto definitivo, maquetado con los gráficos, dibujos, etc., convendrá que se lo remitamos al Comité Asistencial de Ética de nuestro hospital o área para que lo valore.
- Redactar y maquetar el texto final.

IV. ACLARACIONES RESPECTO AL CONSENTIMIENTO INFORMADO EN LA PRÁCTICA CLÍNICA.

IV. ACLARACIONES RESPECTO AL CONSENTIMIENTO INFORMADO EN LA PRÁCTICA CLÍNICA

J.C. Rodríguez et al (1) realizaron un estudio en 1998-1999 en el postoperatorio de 220 pacientes ingresados en los diferentes servicios quirúrgicos de los hospitales de Málaga, a los que se les hacían diferentes preguntas acerca del CI. En él se refleja que el 36,6% de los pacientes pensaba que era un documento que daba constancia de que la intervención quirúrgica y/o la anestesia y sus complicaciones les habían sido explicadas. Una tercera parte opinaba que era un documento para proteger al médico de problemas legales por si algo salía mal durante la intervención o la anestesia. El 84,5% de los pacientes no firmó ningún documento de CI por el que dieran su conformidad para que se les realizara una determinada intervención quirúrgica por lo que no se cumplió el artículo 10.5 de la LGS de 1986 (31). Actualmente, una cosa que seguro que no ocurriría es que los pacientes entraran en quirófano sin tener el CI firmado. Debido al gran número de sentencias, es una de nuestras principales preocupaciones "que la hoja esté firmada", aunque el paciente no sea ni de qué se va a operar; la mayoría de los pacientes piensan aún que el CI sólo sirve para proteger al médico. Sin embargo los profesionales sanitarios no sabemos realmente en qué consiste un CI ni muchos de sus requisitos éticos y legales. En este epígrafe vamos a ir resolviendo preguntas que todos los clínicos nos hacemos en nuestro día a día cuando entregamos al paciente el CI. Los resultados de este estudio no se deberían volver a repetir: los pacientes deben saber qué es el CI y todos los profesionales sanitarios debemos conocer sus características.

- **El CI no es invento de jueces y abogados, sino que es la piedra clave de la organización de las sociedades modernas**. La idea que late en el CI es que las relaciones humanas, sean del tipo que sean, públicas o privadas, no pueden basarse en una concepción vertical donde una parte tiene todo el poder y la otra sólo puede obedecer pasivamente. El médico ya no puede saber por sí solo en qué consiste "hacer el bien" al paciente. La voz de éste es imprescindible; sin ella no hay actos clínicos correctos. Los médicos ya no somos los señores de la vida y la muerte, la salud y la enfermedad. La tristeza es que este proceso de cambio haya tenido que ser, en buena medida, impuesto al colectivo médico mediante sentencias judiciales y cambios legislativos. Esto ha sido muy traumático para los profesionales y ha generado conductas aberrantes como la medicina defensiva –práctica de bajísima calidad científica y ética– o percepciones "victimistas" en las que todos los demás son agresores potenciales: pacientes, familias, jueces, equipos directivos, políticos, etc. Lo ideal hubiera sido, lógicamente, que la profesión médica hubiera detectado el cambio histórico, sociológico, político y moral que se estaba gestando a su alrededor y hubiera impulsado desde dentro ese imparable cambio de paradigma de las relaciones sanitarias (45).

- **El CI es, básicamente, un proceso verbal** que se despliega en el interior del acto clínico formando parte de él, y debe comprender al menos la finalidad y la naturaleza de la intervención que se propone, los riesgos y sus consecuencias[42]. Así lo dice de forma reiterada la Ley 41/2002 LRAP (20). El formulario de CI es una de las herramientas que el profesional puede utilizar para proporcionar información a los pacientes y registrar su consentimiento, pero ni siquiera es de las más importantes porque su uso está limitado a determinadas intervenciones. Más importante es, sin duda, como práctica general, el registro en la historia clínica. Reducir el CI a la simple firma es uno de los principales problemas actuales. Una vez se ha conseguido la firma, parece que se ha cumplido el objetivo prioritario: asegurar, en la medida de lo posible, la protección legal del médico. Es decir, **lo fundamental es el proceso oral de comunicación y no el formulario, que es sólo un medio de apoyo**. Sin duda el formulario escrito debe de estar adecuadamente

[42] Véase Art 10 de la Ley 41/2002.

construido[43] desde el punto de vista legal para favorecer la protección del médico, pero esta perspectiva es secundaria en esta forma de entender el CI (45).

- **La buena práctica clínica exige además de un adecuado conocimiento científico-técnico, obtener el CI.** La buena práctica clínica es la que actúa, desde el punto de vista jurídico, conforme a la *lex artis*. La visión tradicional reduce esta expresión al obrar correcto desde el punto de vista científico-técnico, pero la visión moderna sustentada tanto en la legislación como en las decisiones judiciales– afirma que la buena práctica conforme a *lex artis* es algo más. Exige, además de la corrección técnica, la obtención del CI (5, 45).

- **¿Con cuánta antelación debo obtener el CI previo a una intervención?** Existen dudas sobre el periodo de tiempo que debe mediar entre la información y la realización de la intervención propuesta. Aunque en la Ley no se especifica nada, desde la exigencia deontológica la información previa a la firma del CI debe darse con la suficiente antelación para que la propuesta pueda ser objeto de reflexión y el paciente tenga tiempo para valorar las opciones que se le han ofrecido y, en su caso, el CI pueda ser revocado (5). Es decir, **el tiempo no está**

[43] Los apartados que deben figurar en el CI escrito son:

1. Identificación del paciente, servicio y médico que informa y nombre del procedimiento propuesto.
2. Manifestación explícita del deseo de ser informado, o en su caso, la delegación de dicha información e identificación de quién deba recibirla.
3. Explicación sencilla del objetivo del procedimiento, en qué consiste y la forma en que se va a llevar a cabo.
4. Descripción de las consecuencias seguras del procedimiento siempre que se consideren relevantes, así como alternativas diferentes al procedimiento si las hubiera.
5. Descripción de los riesgos típicos de forma inteligible y adecuada para el paciente. En este apartado, como regla general debían tenerse en cuenta los que se presentan más frecuentemente o aquellos que siendo infrecuentes pero no excepcionales se consideran graves así como las posibles contraindicaciones inherentes a la técnica.
6. Descripción de los riesgos personalizados en referencia al paciente relacionados con la patología, las enfermedades concomitantes, su expectativa de vida o su profesión.
7. Disponibilidad reflejada en el escrito de ampliar la información adecuadamente si el paciente lo requiera.
8. Declaración del paciente de haber recibido la información acerca de los extremos indicados en los apartados previos y estar satisfecho con la información recibida, haber aclarado las dudas, y la posibilidad de conocer alternativas diferentes del procedimiento si las hubiera. Y saber que puede revocar en CI sin dar ninguna razón y sin que ello suponga un deterioro de la calidad de la asistencia recibida.
9. Fecha y firmas del facultativo que informa, del paciente, con nombre del representante si fuera necesario, con nombre de la persona en quien haya delegado (por renuncia a la información y delegación en familiar o allegado). En caso de revocación del CI, expresión clara de dicho deseo, con la correspondiente fecha y la firma en que se produce.

marcado por la Ley, pero debe ser el suficiente para que el paciente pueda decidir. No existe uniformidad en nuestro Estado sobre el criterio de «antelación suficiente», habiendo sido el mismo fijado en 24 horas por algunas normativas autonómicas[44]. La «antelación suficiente» irá en función de las características del paciente y de la intervención que se pretenda realizar, sin que pueda concretarse en un número determinado de horas, pues, insistimos, dependerá de las circunstancias concurrentes de cada caso, a las que habrá de adecuarse (6).

---

[44] La *Ley 3/2001, de 28 de mayo, reguladora del consentimiento informado y de la historia clínica de los pacientes de la Comunidad Autónoma de Galicia*, dispone al respecto, en su art. 8.3, que «la información se facilitará con la *antelación suficiente para que el paciente pueda reflexionar y decidir libremente*».
La *Ley 1/2003, de 28 de enero, de la Generalitat, de derechos e información al paciente de la Comunidad Valenciana*, establece, en su art. 11.2, que «la información se facilitará con la *antelación suficiente* para que el paciente pueda reflexionar con calma y decidir libre y responsablemente y *en todo caso, al menos veinticuatro horas antes del procedimiento correspondiente*, siempre que no se trate de actividades urgentes. En ningún caso se facilitará información al paciente cuando esté adormecido ni con sus facultades mentales alteradas, ni tampoco cuando se encuentre ya dentro del quirófano o la sala donde se practicará el acto médico o el diagnóstico».
La *Ley 8/2003, de 8 de abril, sobre derechos y deberes de las personas en relación con la salud, de la Comunidad Autónoma de Castilla y León*, incide, asimismo, en esta importante circunstancia con el fin de garantizar la efectividad real del derecho a la información y evitar su conversión en un simple trámite o formalismo, disponiendo, en su art. 17.3, que «la información se facilitará en términos comprensibles, adecuados a las necesidades de cada persona y con *antelación suficiente* para que ésta pueda reflexionar y elegir libremente».
El art. 28.3 de la *Ley 3/2005, de 8 de julio, de información sanitaria y autonomía del paciente de la Comunidad Autónoma de Extremadura*, transcribe lo ya dispuesto al respecto por la normativa autonómica valenciana, al establecer, en relación con las características de la información previa al consentimiento, que «se facilitará con la *antelación suficiente* para que el paciente pueda reflexionar con calma y decidir libre y responsablemente, y en todo caso, *al menos 24 horas antes del procedimiento correspondiente*, siempre que no se trate de actividades urgentes o que no requieran hospitalización. En ningún caso se le proporcionará cuando esté adormecido ni con sus facultades mentales alteradas, ni tampoco cuando se encuentre ya dentro del quirófano o la sala donde se practicará el acto médico o el diagnóstico. En estos casos la información se facilitará a su representante legal o a personas vinculadas al paciente».
El art. 43.1 de la *Ley 3/2009, de 11 de mayo, de los derechos y deberes de los usuarios del sistema sanitario de la Región de Murcia*, dispone que «la información previa al consentimiento informado, que debe ser comprensible y suficiente, se ofrecerá al paciente, salvo en supuestos de urgencia, con la *debida antelación y preferentemente no en la misma sala en donde se deba practicar la actuación asistencial*, a fin de que el paciente pueda reflexionar y, en su caso, solicitar cuantas aclaraciones considere necesarias para adoptar una decisión».
El art. 9.4 de la *Ley 5/2010, de 24 de junio, sobre derechos y deberes en materia de salud de Castilla-La Mancha*, establece que la información sanitaria deberá darse «con *antelación suficiente* a la actuación asistencial para permitir a la persona elegir con libertad y conocimiento de causa». Este mismo texto legal reitera, en su art. 16.3, que «la información se facilitará con la *antelación suficiente* para que el paciente pueda reflexionar y decidir libremente».
El art. 42.4 de la *Ley Foral 17/2010, de 8 de noviembre, de derechos y deberes de las personas en materia de salud en la Comunidad Foral de Navarra*, determina sobre este particular que «la información asistencial deberá darse de forma comprensible, adaptada a cada situación, de manera continuada y *con antelación suficiente* a la actuación asistencial para permitir a la persona elegir con libertad y conocimiento de causa».
El art. 25.3 del *Decreto 38/2012, de 13 de marzo, de la Comunidad Autónoma del País Vasco, sobre historia clínica y derechos y obligaciones de pacientes y profesionales de la salud en materia de documentación clínica*, dispone que la información al paciente «se facilitará con *antelación suficiente*, y en todo caso, al menos 24 horas antes del procedimiento correspondiente, siempre que no se trate de actividades urgentes».

➢ **El fundamento ético del CI consiste en la articulación correcta de los cuatro principios clásicos de la bioética moderna** en el marco de las relaciones clínicas. De este modo, el profesional beneficente aportará a la relación clínica sus conocimientos científico-técnicos y su experiencia para establecer la indicación adecuada y el paciente autónomo aportará sus valores, sus preferencias y sus creencias. Lo que "debe hacerse", por tanto, será el resultado de la ponderación prudente de las obligaciones derivadas del respeto a la autonomía y a la beneficencia, en un marco preestablecido por la no-maleficencia y la justicia (45).

➢ **Un elemento esencial de la información es darle a conocer la identidad del médico que en cada momento le está atendiendo**. El trabajo en equipo no impedirá que el paciente conozca cuál es el médico responsable de la atención que se le presta y que será el interlocutor principal ante el equipo asistencial. Los profesionales que le atiendan durante el proceso asistencial o le apliquen una técnica o un procedimiento concreto también serán responsables de informarle (5, 45).

➢ Según el artículo 8.1 de la Ley 41/2002 (20), la **obligación de obtener el consentimiento del paciente es del profesional que realiza la intervención** –sea médico, enfermero o psicólogo clínico– y éste además tiene que asegurarse de que el paciente ha recibido una información adecuada, pero esta responsabilidad de información es, según el artículo 4.3. de la misma Ley, **compartida con todos los profesionales que intervienen en el proceso de atención**. Cada uno de ellos participará según su grado de competencia, pero, en principio, nadie está eximido de esta obligación. Este modelo de relación clínica afecta a todas las profesiones sanitarias que interactúan con pacientes o usuarios. Los actos clínicos enfermeros, de cuidado o de tratamiento, requieren la obtención previa del CI. De todos modos, el médico responsable del paciente tiene que actuar como garante de que el proceso informativo sea adecuado. Quien no asume su tarea de informar actúa de forma contraria a la ética profesional e incumple obligaciones jurídicas muy claras y estrictas. Estos malentendidos son especialmente preocupantes en las intervenciones quirúrgicas. Es frecuente que la decisión de intervenir, la orden de ingreso y la entrega del CI las realice un cirujano diferente del que efectuará la cirugía, a menudo sin que el propio paciente conozca tal eventualidad. De hecho, con frecuencia, la "firma" del formulario es un requisito administrativo para poder entrar en la lista de espera quirúrgica. Llegado el momento, no es raro que el cirujano que va a operar al paciente ni siquiera hable antes con él, o lo haga muy rápido a la entrada al quirófano. De hecho, en ocasiones, lo verá por primera vez cuando éste ya esté dormido o premedicado. Asume así que el documento firmado da cuenta de que el proceso de consentimiento se efectuó correctamente y que él está protegido legalmente, pero este supuesto puede ser peligroso. En primer lugar porque el paciente autorizó la intervención al profesional con quien decidió ésta y no queda del todo claro que este consentimiento sea automáticamente extensible a cualquier otro cirujano. Es decir, la idea del "consentimiento" es la de una autorización que una persona da a otra para que ésta segunda realice algún acto que le afecta. Se desarrolla pues en un ámbito interpersonal y no meramente formal, estructural y organizativo. Primar lo segundo en detrimento de lo primero puede ser problemático. En segundo lugar porque el profesional que va a intervenirle presupone que el proceso de información fue correcto, pero esto puede no ser así. Por estos dos motivos lo más prudente sería que un cirujano que va a operar a un paciente al que no conoce, se asegure de que la información recibida por éste ha sido correcta, la ha entendido bien y acepta que sea él quien lo intervenga. Esto consume tiempo del profesional y supone una clara expresión de compromiso organizacional con la calidad del proceso de CI (45).

- **Los ciudadanos han dicho, a través de sus legisladores y gobernantes democráticamente elegidos, que desean que los profesionales sanitarios les ofrezcan**

información y les impliquen en el proceso de toma de decisiones, mediante la aprobación de leyes, como la Ley 41/2002 (20) y todas las leyes autonómicas similares. Otra cosa es cómo cada ciudadano quiere que se dé contenido a este derecho, lo que obliga a los profesionales a explorar esta cuestión de forma personalizada en cada acto clínico. El paciente puede ejercer su autonomía moral de una forma particular: mediante el rechazo de la información y el deseo de que sea el médico el que decida. Este es un derecho reconocido por el artículo 4.1 de la Ley 41/2002, pero esto no exime al profesional de tener que ofrecer explícitamente la información al paciente. La oferta explícita de información y la reiterada invitación a participar en el proceso de toma de decisiones son obligaciones éticas y jurídicas de los profesionales[45] (45).

- **El médico debe respetar la decisión del paciente a no ser informado, y comunicará entonces los extremos oportunos al familiar allegado que haya designado a tal fin[46]. Debe hacer constar su renuncia en la historia clínica, sin perjuicio de la obtención de su CI previo para la intervención[47].** Aunque la LGS (31) hacía referencia[48] a que en caso de negativa del paciente a aceptar el tratamiento se ha de solicitar el alta voluntaria, desde el punto de vista de la Ética profesional debe ofrecérsele posibles alternativas y siempre desde los cuidados, los tratamientos de confort y paliativos y el apoyo psicológico que precise (5).

- Es un principio ético y jurídico básico de la teoría del CI que **las decisiones autónomas de los pacientes deben respetarse**. Decisiones autónomas son aquellas que las personas toman de forma libre, informada y capaz. Estas decisiones pueden ser de aceptación o rechazo de cualquier intervención diagnóstica o terapéutica, y en el caso de que la decisión inicial sea de

[45] Véase el Art artículo 5.c de la Ley 44/2003 de Ordenación de las Profesiones Sanitarias. Boletín Oficial del Estado. Ley 44/2003, de 21 de noviembre, de Ordenación de las Profesiones Sanitarias. BOE núm. 280, de 22 de noviembre de 2003. pp. 41442-41458

[46] Véase Art 4 y Art 9.1 ("la renuncia del paciente a recibir información está limitada por el interés de la salud del propio paciente, de terceros, de la colectividad y por las exigencias terapéuticas del caso"), de la Ley 41/2002 LRAP.

[47] Incluso cuando el paciente se niegue a recibir información debe existir CI.

[48] Véase Art 10.6.

aceptación, posteriormente el paciente puede revocar libremente ese consentimiento, siempre y cuando asuma de forma libre e informada las consecuencias de su revocación[49]. La idea que tienen muchos profesionales de que, una vez iniciada una técnica ya no puede ser retirada bajo ningún concepto aunque haya dejado de ser útil o el paciente capaz la rechace, es cuestionable ética y jurídicamente. Es más bien la idea contraria la adecuada: es éticamente obligatorio y jurídicamente correcto retirar terapias inútiles o que el paciente capaz rechaza. Y ello aun cuando de dicha retirada se derivara la muerte del paciente. De no ser así, ¿qué sentido tiene que aceptemos que los ciudadanos tomen estas decisiones para cuando sean incapaces, mediante el documento de voluntad anticipada, si rechazamos que las tomen cuando todavía son capaces?, ¿tienen los pacientes incapaces más derechos que los capaces? (45).

- Cuando las medidas propuestas supongan para el paciente un **riesgo significativo**, el médico le proporcionará información suficiente y ponderada, a fin de obtener, preferentemente por **escrito**, el **CI específico imprescindible** para realizarlas (5, 45).

- Debe partirse de la base de que toda persona es en principio competente para dar su consentimiento, a no ser que se haya evaluado adecuadamente o decidido legalmente, y en el caso de “situaciones dudosas o umbral” (5) **el médico que atiende al paciente es el responsable de evaluar y dictaminar la capacidad de éste para tomar decisiones**[50] (46,47), teniendo en cuenta que la incapacitación tiene una carga moral importante a la hora de negarle a un paciente sus derechos (5). No es responsabilidad ni de los psiquiatras ni del personal de enfermería, y no se debe unir diagnóstico psiquiátrico con nivel de competencia. Otra cosa es que el médico responsable solicite a un psiquiatra su opinión al respecto, esto sería un peritaje de capacidad (45). Se deberá entonces conseguir el CI de sus representantes o tutores.

[49] Véanse los Art 2.3, 2.4 y 8.5 de la Ley 41/2002 LRAP.
[50] Véanse los Art 5.3 y 9.3.a de la Ley 41/2002 LRAP.

- La opinión del menor será tenida en cuenta según su grado de madurez y su edad. Como ya mencionamos, el criterio legal es que **los menores mayores de 16 años o emancipados deben realizar el CI personalizado,** aunque en situaciones de grave riesgo los padres pueden ser informados y su opinión tenida en cuenta según el criterio del facultativo. Los menores de 16 años no tienen capacidad para otorgar el CI, siendo sus padres o su representante legal quienes deben decidir. Pero hay que saber que se considera que a los **12 años** se tiene la suficiente **madurez para que** necesariamente **sea escuchado a la hora de tomar una decisión**[51]. **Ante una situación de grave riesgo, si a juicio de los clínicos el criterio de los padres no es el más beneficioso para la salud del menor, la consulta del juez permite ofrecer la alternativa más adecuada.** La interrupción voluntaria del embarazo, la práctica de ensayos clínicos y la práctica de técnicas de reproducción asistida se rigen en la Ley por lo establecido para la mayoría de edad[52] (5).

Si el enfermo no estuviese en condiciones de dar su consentimiento por ser menor de edad, estar incapacitado o por la urgencia de la situación y resultase imposible obtenerlo de su familia o representante legal, la norma deontológica señala que el médico deberá prestar los cuidados que le dicte su conciencia profesional (5).

- La idea de que todo esto puede hacerse a "coste cero" es un mito muy difundido entre los **gestores sanitarios**. Con frecuencia pone de manifiesto un estilo de gestión más centrado en los resultados económicos que en la gestión de los valores que la organización dice defender. El respeto a los derechos de los pacientes en general y al CI en particular requiere inversiones en formación de los profesionales, adecuación de los espacios físicos para facilitar una adecuada comunicación, diseño de procesos clínicos que incluyan explícitamente el CI como algo esencial

[51] Véase Art 9.3 Ley 41/2002
[52] Véase Art 9.4 Ley 41/2002

y, sobre todo, aumento del tiempo de dedicación de los profesionales a esta tarea. Todo ello implica un consumo de recursos que puede ser tan efectivo y eficiente como el destinado a otro tipo de actividades. Y es un indicador excelente de la seriedad del compromiso ético de la organización. El fin último de las organizaciones sanitarias públicas no es la rentabilidad económica, sino la protección de la salud de la ciudadanía (45). En el estudio de la Fundación Biblioteca Josep Laporte "Confianza en el Sistema Nacional de Salud 2006", los pacientes encuestados señalan expresamente como una necesidad relevante la de disponer de más tiempo para hablar con sus médicos (48). Según Jadad, los pacientes además de una elevada calidad científico-técnica–esperan de sus médicos básicamente cinco cosas: contacto visual directo, corresponsabilidad en la toma de decisiones, comunicación fluida y de calidad, accesibilidad a la consulta en un plazo de tiempo razonable y tiempo suficiente para explicarles sus necesidades y, dudas (49).

- Es deseable que el CI se realice en un **ambiente adecuado** tanto para el médico que entrega la información como para el paciente o los familiares que la reciben y deben acceder o rechazar las propuestas. Idealmente se debe disponer de una sala o consulta privada donde sea posible conversar con tranquilidad, sin interrupciones y en un ambiente que asegure la confidencialidad. Asimismo debe ser un lugar donde el paciente se sienta lo más cómodo posible y sienta libertad para tomar una decisión en conciencia. Para conseguir la firma del CI sólo se precisa que esto se haga donde el paciente o la familia lo estime conveniente. Lo que sí es fundamental es que el material escrito sea entregado con el tiempo suficiente para que pueda ser leído, discutido y aclarado, antes de solicitar su firma. Luego el documento deberá ser entregado al médico que llevó a efecto el proceso de CI y éste deberá archivarlo en la ficha clínica. Se sugiere que los formularios de CI sean revisados periódicamente, con el fin de asegurar la inclusión de nuevos antecedentes respecto de la enfermedad, de los tratamientos propuestos o alternativos o de los riesgos que suponga la intervención (5, 45, 50).

- **El CI tiene límites**. Los pacientes no pueden exigir al médico tomar decisiones que vayan contra su conciencia. Los médicos no tienen obligación de hacer cosas que dañen al paciente o que sean médicamente inútiles (5, 50).

V.CONCLUSIONES

V.CONCLUSIONES

El CI se define como la "conformidad de un enfermo respecto de una modificación de su organismo mediante tratamiento médico-quirúrgico con finalidad curativa y efectuado de acuerdo con las normas de la ciencia médica" (44). Por lo que, si nos centrarnos en esta definición, cualquier acto médico realizado sin la previa autorización o consentimiento del enfermo, puede constituir un delito contra la libertad del paciente[53] (27). La incorporación del CI en el seno de la práctica médica se refuerza con el desarrollo de una nutrida jurisprudencia afirmativa del derecho a decisión informada, y a la penalización de la práctica médica si producen daños que no hubiesen sido presentados al paciente como posibles riesgos. El médico que interviene sin el consentimiento del paciente, comete una agresión corporal, siendo responsable por daños resultantes y esto es motivo de querella cuando el resultado es indeseado por el paciente (6, 51, 52).

El CI, que debe ser personalizado según las circunstancias de cada paciente, plantea esencialmente un reto ético que se ha plasmado en leyes que condicionan, regulan y limitan un derecho de autonomía que ha de respetar y convivir con otros derechos y deberes -del médico, del sistema de salud, de valores culturales, de tradiciones sociales. El proceso de información y toma de decisiones en el ámbito asistencial tiene sus bases y fundamentos en la Declaración Universal de los Derechos Humanos, con jerarquía constitucional, y concretamente en el derecho a la libertad de una persona de decidir sobre su propia salud en base a la ley a ley 41/2002 básica reguladora de la autonomía del paciente (20, 41). Merece la pena hacer aquí una breve mención a las *Voluntades Anticipadas o Instrucciones previas*[54], cuyo objetivo es facilitar el proceso de cuidado de la salud de pacientes portadores de enfermedades crónicas que evolucionan hacia un desenlace fatal o pacientes añosos que fácilmente pueden caer en situación de incompetencia,

[53] Incluso, según el artículo 496 del Código Penal antiguo, correspondiente al artículo 172 del nuevo Código Penal, puede constituir un delito de coacciones. Véase: Climén C, Pastor F. El nuevo y el viejo Código Penal comparados por artículos. Valencia: Ed. General de Derecho, S.L. 1996.

[54] Véase Art 11 Ley 41/2002

respetando los deseos del paciente al nombrar un representante y al dejar constancia de sus deseos. Esto no sólo facilita el trabajo médico, sino que quita el gran peso de la responsabilidad a los familiares frente a decisiones muchas veces complejas. Los médicos que atendemos a estos pacientes debemos ser promotores de las voluntades anticipadas como documento notarial para que tenga peso legal (41).

El CI va estrechamente unido al respeto a la libertad de la persona puesto que lo que se busca es que el sujeto enfermo pueda, estando suficientemente informado, decidir libremente si acepta lo que el médico le propone o no. Lo contrario sería caer en el paternalismo excesivo, en no considerar al paciente como una persona competente sino como un incapaz. Por ello, el deber del médico, al enfrentarse a un sujeto enfermo, debe ser, ante todo, proteger la dignidad y respetar la libertad de éste. Caer en un exceso de paternalismo, no informar adecuadamente al enfermo e incluso engañarle" por su bien", es ir en contra del respeto a la dignidad y libertad que toda persona merece (1). Este cambio ha sido radical para muchos profesionales que consideraban que en "todo acto médico" el buen médico debía imponer su tratamiento para alcanzar el máximo beneficio a su paciente, aunque fuera en contra de su voluntad, sobre la base de no perjudicarle (5). Actualmente, sin embargo, es lo contrario: todo profesional sanitario que interviene en la actividad asistencial está obligado, no sólo a la correcta prestación de sus técnicas y cuidados, sino al cumplimiento de los deberes de información y respeto de las decisiones adoptadas libre y voluntariamente por el paciente.

En el siglo XXI, la ciudadanía ve confirmada su desconfianza en instituciones y prácticas sociales como la política, la economía y específicamente en la práctica médica. Críticos de la medicina hablan de "deshumanización", cuando en rigor debieran referirse a "despersonalización". La medicina basada en evidencia de nuestros días lleva a enfrentar al paciente cada vez más con un sistema médico que reduce y tecnifica el encuentro clínico interpersonal. La narrativa del paciente es desatendida, la semiología del cuerpo es reemplazada por la exploración técnica, las explicaciones médicas son parcas, el factor tiempo reduce la duración del encuentro clínico, llevando a una medicina despersonalizada. Las dificultades de acceso a los profesionales sanitarios, las limitaciones a la libre elección del médico, el frecuente ingreso a través de servicios de urgencia colapsados... aumentan las inseguridades y desconfianzas del enfermo. El largamente sostenido afán de eliminar mediante el CI todo vestigio de paternalismo y robustecer al máximo la autonomía del paciente, está creando más problemas que soluciones en la ética clínica. Tenemos que volver a conseguir una relación de confianza mutua entre paciente y médico: el médico recuperando la confianza del paciente al ejercer un criterio diagnóstico y terapéutico orientado a las necesidades e intereses del paciente (53). El paciente a su vez, debería adherirse a los esquemas de control, cumplir de indicaciones terapéuticas y participar en lo que plausiblemente le haya sugerido el médico. Este último punto cobra cada vez mayor importancia a medida que el paciente es requerido de participar activamente en promover su salud y cuidar sus enfermedades (27, 53). El CI debe seguir siendo garante de una medicina centrada en el paciente no sólo autónomo, sino primordialmente apoyado en sus expectativas de consejo y ayuda al construirse la relación de mutua confianza a lo largo del curso de la enfermedad (1). El CI tiene actualmente gran importancia dado los grandes avances de la investigación y la llamada medicina personalizada (39).

Sin embargo, muchas veces, en la práctica diaria nos damos cuenta de que el CI es un mero trámite, y cumple muy pocas de las características mencionadas durante el trabajo. De hecho, el objetivo principal es "conseguir la firma" y no nos preocupamos de si el consentimiento ha sido "voluntario y consentido" ni "informado". Conocer las características del CI, así como su base ética y legal nos ayudará a lograr una mejor calidad en nuestra asistencia sanitaria en el día a día. Pero ello supone tiempo e inversión de recursos, para que los profesionales puedan formarse en herramientas para mejorar su habilidad de comunicación (43), en aspectos éticos y legales de su práctica diaria... por lo que en este cambio deben estar muy implicados los gestores sanitarios.

Todas estas dudas de los profesionales acerca del CI, suponen que cada vez se ejerza una medicina más defensiva, dado el gran número de sentencias al respecto. Una de las cosas que nos resultan más complejas y preocupantes en mi especialidad, la anestesiología, es el "concepto de antelación suficiente de entrega del CI previo a la iqx", pues según la Ley no hay un tiempo mínimo marcado para poder entregar el CI previo a una intervención (habiéndose fijado en 24 horas por algunas normativas autonómicas). Pero hemos de saber que si la información no se transmite con la antelación suficiente para que el paciente pueda reflexionar en condiciones adecuadas, el consentimiento, aun cuando se halle firmado, carece de validez y eficacia alguna, pudiendo ser determinante de responsabilidad del facultativo por los daños materializados tras su proceder, a pesar de que hubiere mediado por su parte una actuación correcta desde el punto de vista técnico.

VI. BIBLIOGRAFÍA

VI. BIBLIOGRAFÍA

1. 1.Rodríguez JC, Gómez E, Fernández-Crehuet J. El consentimiento informado. Aplicación en la práctica clínica. *Cuad Bioet.* 2000; 3º-4º:402-411.
2. Hallinan ZP, Forrest A, Uhlenbrauck G et al. Barriers to Change in the Informed Consent Process: A Systematic Literature Review. *IRB.* 2016;38(3):1-10.
3. Singh S, Kumar P, Bhandari B et al. Knowledge, awareness and practice of ethics among doctors in tertiary care hospital. *Indian J Pharmacol.* 2016;48(Suppl 1): 89–93.
4. Simón L, Júdez J. Módulo I: CONSENTIMIENTO INFORMADO. *Med Clin (Barc).* 2001;117:99–106.
5. Moya Pueyo V, Lizarraga Bonelly E (coord.). *Deontología médica en el siglo XXI.* Ilustre Colegio Oficial de Médicos de Madrid. Madrid: Ed. San Carlos; 2009.
6. Galán JC, Galán Cortés JC. Consentimiento informado en anestesiología: la antelación suficiente como requisito de validez. *Rev Esp Anestesiol Reanim.* 2014;61(2):94-100.
7. Ronco M, Iona L, Fabbro C, Bulfone G et al. A patient education outcomes in surgery: a systematic review from 2004 to 2010. *Int J Evid Based Healthc.* 2010;10(4):309-323.
8. Kruzik N. Benefits of preoperative education for adult elective surgery patients. *AORN.* 2009;90(3):381-387.
9. Smith F, Carlsson E, Kokkinakis D, Forsberg M, Kodeda K, Sawatzky R, et al. Readability, suitability and comprehensibility in patient education materials for Swedish patients with colorectal cancer undergoing elective surgery: a mixed method design. *Patient Educ Couns* 2014;94(2):202-209.
10. Sandberg EH, Sharma R, Sandberg WS. Deficits in retention for verbally presented medical information. *Anesthesiology* 2012;117(4):772-779.

11. Bester J, MPhil MB, Cristie M. et al. The limits of informed consent for an overwhelmed patient: Clinicians' Role in Protecting Patients and Preventing Overwhelm. *AMA J Ethics*.2016; 18(9): 869-988.

12. Paternotte E, Scheele F , Seeleman C et al. Intercultural doctor-patient communication in daily outpatient care: relevant communication skills. *Perspect Med Educ* 2016;5(5):268–275.

13. León FJ. Información y consentimiento informado en menores de edad. *Rev Chil Pediatr*. 2012. 82(2):113-116.

14. Pantoja Zarza L. El consentimiento informado: ¿Sólo un requisito legal? *Rev Esp Reumatol*. 2004;31(8):475-478.

15. Simón-Lorda P. La capacidad de los pacientes para tomar decisiones: una tarea todavía pendiente. *Rev Asoc Esp Neuropsiq*. 2008;28(102):325-348.

16. Simón P. El consentimiento informado: historia, teoría y práctica. Madrid: Triacastela 2000.

17. Vidal M, Rieses MA et al. *Consentimiento informado y calidad asistencial en enfermería* (monografía en Internet). Valencia: Consorcio General Hospital Universitario de Valencia. 2005. Disponible en : https://www.uv.es/gibuv/ConsentimientoInformadoMiguel.pdf

18. Gafo J. *Fundamentación de la Bioética, en Bioética Teológica.* Desclee de Brouwer. 3ª Edición. Madrid, 2003.

19. Couceiro A. *Bioética para clínicos*. Ed. Triacastela, Madrid. 1999.

20. Ley 41/2002, básica reguladora de la autonomía del paciente y de derechos y obligaciones en materia de información y documentación clínica. Boletín Oficial del Estado, núm 274, de 15 de noviembre de 2002. pp.40126-40132.

21. Beauchamp T, Childress, JF. *Principios de ética biomédica* (4° edición). Ed. Masson S.A. Barcelona, 1999.

22. Gómez P. Principios básicos de bioética. *Rev Per Ginecol Obstet.*2009;55:230-233.

23. Gracia D. *Fundamentos de Bioética.* Ed. Eudema, Madrid 1989.

24. Gracia D. *Los derechos de los enfermos en: Gafo. J. Dilemas éticos de la Medicina actual.* Ed UPOCO, Madrid 1986.

25. Gracia D. *Primum non nocere: el principio de no-maleficiencia como fundamento de la Ética médica* (Discurso de ingreso en la Real Academia de Medicina), Madrid, 1990.

26. Lorda P, Concheiro L. El consentimiento informado: teoría y práctica (I). *Med Clin* 1993;100 (17):659-663.

27. Kottow M. El consentimiento informado en clínica: inquietudes persistentes. *Rev Med Chile* 2016; 144: 1459-1463.

28. Meisel A, Roth HJ, Lidz CW. Toward a model of the legal doctrine of informed consent. *Am J Psyquiatry* 1977; 134: 285-289.

29. Emanuel EJ, Emanuel LL. Four models of the patient-physician relationship. *JAMA* 1992; 267: 2221-2226. (Traducido en: Emanuel EJ, Emanuel LL. *Cuatro modelos de la relación médico-paciente.* En: Couceiro A, editor. Bioética para clínicos. Madrid: Triacastela, 1999; 109-126).

30. Consejo General de Colegios Oficiales de Médicos. *Código de Deontología Médica. Guía de Ética Médica.* Julio 2011. Disponible en: https://www.cgcom.es/sites/default/files/codigo_deontologia_medica.pdf

31. *Ley 14/1986, 25 de abril, Ley General de Sanidad. Boletín Oficial del Estado. Boletín Oficial del Estado*, núm 102, de 29 de abril de 1986, pp 15207-15224 (BOE-A-1986-10499).

32. Sánchez Caro J, Abellán F. Derechos *y Deberes de los pacientes. Ley 41/2002, de 14 de noviembre: consentimiento informado, historia clínica, intimidad e instrucciones previas.* Ed Comares, S.L. Granada, 2003.

33. *Convenio de Oviedo. Instrumento de Ratificación del Convenio para la protección de los derechos humanos y la dignidad del ser humano con respecto a las aplicaciones de la Biología y la Medicina (Convenio relativo a los derechos humanos y la biomedicina), hecho en Oviedo el 4 de abril de 1997.* Boletín Oficial del Estado, núm. 251, de 20 de octubre de 1999, páginas 36825 a 36830. BOE-A-1999-20638.

34. *Real Decreto 63/1995, de 20 de enero, sobre ordenación de prestaciones sanitarias del Sistema Nacional de Salud.* Boletín Oficial del Estado, núm. 35, de 10 de febrero de 1995, páginas 4538 a 4543. BOE-A-1995-3554.

35. *Ley 5/2010, de 24 de junio, sobre derechos y deberes en materia de salud de Castilla-La Mancha.* Diario Oficial de Castilla-La-Mancha» núm. 131, de 9 de julio de 2010. Boletín Oficial del Estado núm. 248, de 13 de octubre de 2010. BOE-A-2010-15622.

36. García Millán A. *Curso Legislación Sanitaria para Médicos.* Módulo 5. Derechos y deberes en materia de salud de Castilla-La Mancha. Sindicato médico CESM Castilla La Mancha. Abril-Octubre 2017. Disponible en: http://www.cesm.org/cesm-castilla-la-mancha/

37. Martín A, De la Mata I, Nicolás P, Romeo CM. *Información y documentación clínica. Su tratamiento jurisprudencial (1990-1999).* Madrid: Ministerio de Sanidad y Consumo, 2000.

38. Annas GJ. Personalized medicine or public health? Bioethics, human rights and choice. *Rev Port Saude Publica.* 2014;32(2):158-63.

39. Salarin P, Bagher L. Ethical Issues Surrounding Personalized Medicine: A Literature Review *Acta Med Iran*, 2017;55(3): 209-217.

40. Pérez J. El consentimiento informado en la investigación pediátrica. *Acta Pediat Mex.* 2017;38(2):125-127.

41. Avalos N, Tapia S. Consentimiento informado: síntesis de teoría actual y recomendaciones. *Rev Chil Cir.* 2013;65(5):448-453.

42. Bester J, MPhil MB, Cristie M. et al. The Limits of Informed Consent for an Overwhelmed Patient: Clinicians' Role in Protecting Patients and Preventing Overwhelm. *AMA J Ethics.*2016; 18(9): 869-886.

43. Paternotte E, Scheele F , Seeleman C et al. Intercultural doctor-patient communication in daily outpatient care: relevant communication skills. *Perspect Med Educ.* 2016;5:268–275.

44. Yip C, Han NLR, Sng BL. Legal and ethical issues in research. *Indian J Anaesth.* 2016;60(9):684-688.

45. Simón P. Diez mitos en torno al consentimiento informado. *An Sist Sanit Navar.* 2006;29(3):29-40.

46. Dunn LB, Nowrangi MA, Palmer B et al. Assessing decisional capacity for clinical research or treatment: A review of instruments. *Am J Psychiatry.* 2006; 163(8): 1323-1334.

47. Glezer A, Stern TA, Mort EA, Atamian S et al. Documentation of decision-making capacity, informed consent, and health care proxies: a study of surrogate consent. *Psychosomatics.* 2011;52(6):521-529.

48. Jovell AJ, ed. Confianza en el Sistema Nacional de Salud. Resultados del estudio español. Barcelona: Fundación Biblioteca Josep Laporte, 2006. Disponible en http://www.fbjoseplaporte.org.

49. Jadad AR, Rico CA, Enkin MW. I am a good patient, relieve it or not. *BMJ.* 2003; 326(7402):1293-1295.

50. Ortiz P, Burdiles P. Consentimiento informado. *Rev Mec Clin Condes*. 2010; 21(4) 644 – 652.

51. García Llerena VM. *De la bioética a la biojurídica: el principialismo y sus alternativas*. Ed Comares Granada. 2012.

52. Torres S.J. El consentimiento informado en el ejercicio de la actividad médica. *CES Derecho*. 2012;3(2):154-168.

53. Carvallo A. Médicos y profesionalismo. Pacientes e información. *Rev Med Chile.* 2005; 133(2): 253-258.

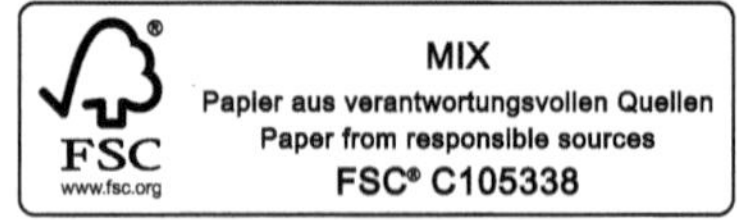

Printed by Books on Demand GmbH, Norderstedt / Germany